LA TAILLE HYPOGASTRIQUE A L'HÔPITAL NECKER. CINQ CAS DE TAILLE HYPOGASTRIQUE. MANUEL OPÉRATOIRE,

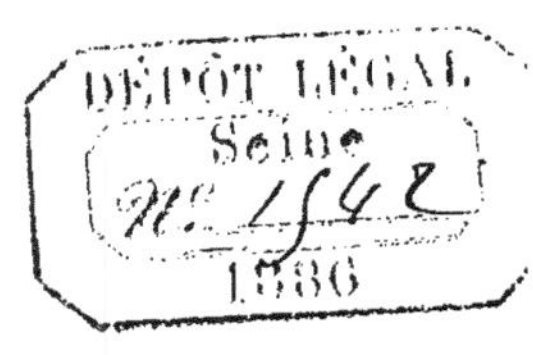

Par Noel HALLÉ

Aide d'anatomie, interne des hôpitaux.

Nous avons eu la bonne fortune de voir pratiquer du 1er juillet au 5 août 1885, cinq opérations de taille hypogastrique, par notre maître, M. le professeur Guyon, dans la salle Civiale de l'hôpital Necker.

La simplicité de ces opérations, la bénignité de leurs suites nous engagent à en résumer l'histoire. Nous réunirons dans une même exposition, le manuel opératoire que nous avons vu employer dans ces cas, en nous attachant à le décrire dans tous ses détails. — Nous essayerons surtout d'esquisser le manuel spécial, très perfectionné, à l'aide duquel, par la section sus-pubienne largement béante, avec un bon éclairage et des instruments appropriés, on peut attaquer directement, extirper, cautériser, détruire enfin, en les ayant sous les yeux, les néoplasmes vésicaux.

La description de la taille hypogastrique n'est pas chose nouvelle et nous n'avons pas la prétention de donner une étude complète. Les communications de MM. Perier, Monod et Bazy ; les divers mémoires publiés par M. le professeur Guyon dans les *Annales des maladies des organes génito-urinaires*, en 1883 et 1884, dans lesquels il expose lui même magistralement sa méthode : la revue de Tuffier, le travail de Duchastelet publiés en 1884 dans les mêmes *Annales* : la thèse de Bouley : le mémoire de Villeneuve dans la *Revue de chirurgie* en 1883 ; la thèse de Pousson, et bien d'autres travaux encore, ont fait de cette question, qui vient à peine de renaître, une des plus connues.

Nous serons heureux cependant, si nous avons pu, en rapportant simplement ce que nous avons observé et noté, donner une idée exacte de la pratique actuelle de notre maître et de montrer les nombreux avantages qu'elle nous semble offrir, au point de vue surtout du traitement des néoplasmes de la vessie.

De nos cinq malades quatre sont sortis guéris ; l'un au commencement, deux autres à la fin d'août, le dernier en septembre. Le cinquième, encore à l'hôpital, peut être aussi considéré comme guéri : il porte encore la sonde à demeure pour des raisons particulières.

Voici d'abord le résumé des cinq observations présenté surtout au point de vue de l'opération et des soins consécutifs.

I. — Charles Flo..., âgé de 48 ans, entre le 24 juin 1885 au lit n° 12 de la salle Civiale.

C'est un calculeux de vieille date : Les premiers symptômes vésicaux remontent à 10 ans au moins : des hématuries d'abord, puis de la cystite qui fut intense, il y a 5 ans. Depuis 3 ans ces troubles ont subi une atténuation graduelle : le sang a disparu des urines : Depuis 2 ans, il rend des graviers : ce sont de larges et minces fragments phosphatiques qui appartiennent sans doute à l'écorce d'un calcul de grosses dimensions.

Le toucher rectal combiné au palper hypogastrique, qui permet aisément de sentir la pierre : l'exploration intra-vésicale qui révèle une vessie remplie par le calcul, et dans laquelle l'instrument ne peut manœuvrer, confirment le diagnostic et fixent le mode d'intervention.

La taille hypogastrique est pratiquée le 1ᵉʳ juillet. Le calcul extrait, très volumineux, pèse 130 grammes ; il est formé d'un noyau dur entouré d'écorces phosphatiques friables, qui se fragmentent sous la tenette et doivent être extraites en morceaux à l'aide de la curette.

La température reste uniformément à 37° depuis le jour de l'opération jusqu'à la sortie.

Le premier pansement est fait le quatrième jour et les fils de la suture profonde coupés et supprimés. Le 7 juillet, les tubes hypogastriques sont enlevés et remplacés par la sonde à demeure. Le 11, c'est-à-dire 10 jours après l'opération, la plaie vésicale est fermée et toute l'urine passe par la sonde uréthrale. Le 18, la sonde à demeure est supprimée : le malade continue à se sonder lui-même jusqu'au 1er août. A partir du 28 juillet, il se lève, et le 7 août, il sort complétement cicatrisé, urinant normalement avec l'urine parfaitement claire.

Obs. II. — Clément Ter..., âgé de 24 ans, a séjourné déjà à plusieurs reprises dans la salle. Il y rentre à la fin de juin. Il est atteint d'une cystite tuberculeuse bien certaine, prouvée par la présence du bacille tuberculeux dans l'urine. Cette cystite a pris un caractère douloureux tellement intense que le malade amaigri, sans sommeil, sans appétit, obligé de prendre chaque jour 8 à 10 centigrammes de morphine, réclame une intervention. La taille hypogastrique est décidée et pratiquée le 8 juillet. — Là, encore, il n'y a aucune réaction fébrile : les tubes sont pendant les deux premiers jours bouchés à plusieurs reprises par de petits caillots, et le pansement mouillé d'urine. A dater du 11, le fonctionnement devient parfait et les pansements restent secs. Le 11 les deux fils suspenseurs de la vessie, le 14 les sutures au fil d'argent, sont enlevés.

Les tubes sont laissés volontairement en place jusqu'au 25 juillet, époque où l'incrustation commence à empêcher leur fonctionnement. La sonde à demeure les remplace jusqu'au 5 août. La plaie vésicale est fermée à cette date.

Nous ne dirons rien du bon résultat thérapeutique obtenu par cette opération. Elle sera publiée en détail à ce point de vue avec d'autres analogues par notre collègue et ami Hartmann.

Obs. III. — Joseph Vac..., âgé de 63 ans, entre le 7 juillet au lit n° 26. Son histoire et l'exploration de la vessie ne laissent aucun doute sur l'existence d'un néoplasme vésical. D'excellente santé antérieure sans autres antécédents que trois légères blennorrhagies qui n'ont laissé aucun rétrécissement, il a été pris, au mois de janvier 1884, sans aucune cause appréciable, d'une abondante hématurie, sans symptômes de cystite. Depuis, les hématuries se sont répétées à intervalle irrégulier, sans douleurs. — En mai, il fait dans la salle un séjour d'un mois, souffrant beaucoup et urinant fréquemment. Cette poussée de cystite se calme ; à sa sortie, l'hématurie est arrêtée et ne reparaît de toute la fin de l'année 1884.

En janvier 1885, les hématuries reparaissent, deviennent de plus en plus fréquentes et abondantes : Il urine du sang presque continuellement, depuis le commencement de juin. Il entre, au commencement de juillet, urinant du sang presque pur, dans un état de faiblesse, d'amaigrissement, de pâleur, de cachexie, en un mot, très prononcé.

Il n'y a point de cystite : les mictions sont indolentes et de fréquence normale.

Le toucher rectal fait reconnaître une masse molle, assez volumineuse, au niveau du bas-fond vésical, difficile à distinguer de la prostate.

Le diagnostic est porté sans exploration de la vessie, et la taille, rendue véritable opération d'urgence par l'abondance de l'hématurie, qui menace d'enlever le malade, est pratiquée le 15 juillet. Elle permet, à l'aide des manœuvres que nous décrirons plus loin, de reconnaître, de voir et d'extirper complètement une tumeur d'aspect papillomateux, grosse comme une petite mandarine et implantée sur la partie droite du trigone.

L'hématurie est arrêtée d'emblée, et, dans l'après-midi même, le malade ne rend plus que de l'urine claire.

Il y eut ici, après l'opération, une légère élévation de température, le 2e et le 3e jour, la température monta le soir à 38, le 4e jour, elle tomba le matin à 37, où elle est restée depuis.

Le premier pansement est fait le 18, et les fils de suture profonde sont coupés. Le 24, les tubes hypogastriques sont supprimés et remplacés par la sonde à demeure, qui est enlevée elle-même le 10 août.

Dès le 3 août, la plaie vésicale était fermée et toute l'urine s'écoulait par l'urèthre.

Pas unegoutte de sang ne reparut dans les urines depuis l'opération : mais la convalescence fut longue. La cachexie extrême du malade, un délire qui survint à plusieurs reprises, et qu'on ne put jamais rapporter qu'à de l'anémie cérébrale, le maintinrent longtemps dans un état général médiocre. Vers le milieu du mois d'août, cependant, il avait repris de la mine, un peu de forces et commençait à se lever. A la fin d'août, il était réellement guéri.

Obs. IV. — Sar..., âgé de 29 ans, est atteint d'une cystite douloureuse fort ancienne, d'origine très probablement blennorrhagique, puisqu'à plusieurs reprises on a cherché vainement le bacille tuberculeux. La blennorrhagie remonte à 5 ans, elle s'est compliquée de cystite au bout d'un mois : depuis, des poussées successives de plus en plus sérieuses sont survenues, et enfin, malgré tous les traitements qu'il a subis à l'Hôtel-Dieu, à la Pitié, pendant plusieurs mois, en 1882, 1883, 1885, il en est arrivé à un état douloureux tel que sa santé générale s'altère, et qu'il est prêt à tout supporter pour être soulagé.

La taille hypogastrique qu'on lui propose est acceptée et pratiquée le 31 juillet.

Le soir, la température monte à 38.2 : c'est la seule élévation thermique après l'opération : le lendemain et les jours suivants le thermomètre marque constamment entre 37 et 38.

Le premier pansement, qui a été mouillé d'urine à la fin du second jour, malgré un bon fonctionnement des tubes, est changé le 2 août. Puis les tubes d'un trop faible calibre s'oblitèrent à plusieurs reprises, le pansement est souvent mouillé et renouvelé. Le lundi 11, le jeudi 13, on est obligé de les changer sans les fixer : aussi fonctionnent-ils médiocrement. Le dimanche 16, une oblitération passagère des tubes amène une crise douloureuse avec un peu d'élévation thermique ; on les débouche à l'aide d'une petite injection boriquée : Puis en cherchant à lui placer une sonde à demeure, on est arrêté par un léger rétrécissement de l'urèthre constaté avant l'opération et qui n'admet qu'un n° 13. On est arrivé graduellement à lui placer une sonde n° 20 à demeure : Il a encore un gros tube hypogastrique, l'écoulement de l'urine se partage entre les deux voies : le malade ne souffre pas et est en bon état général.

Dans le courant de septembre, une oblitération de la sonde à demeure entraîna des accidents rénaux et fébriles, et la réouverture d'un point fistuleux de la plaie hypogastrique. Ces accidents cédèrent rapidement au rétablissement du bon fonctionnement de la sonde que le malade porte encore à la fin de septembre.

Je laisse encore ici volontairement de côté le résultat thérapeutique trop intéressant pour être brièvement discuté, ne m'occupant que du résultat opératoire qui peut être considéré comme bon.

Obs. V. — Henri Gir., 38 ans, est atteint de néoplasme vésical, sans antécédents urinaires ni héréditaires d'aucune sorte, d'excellente santé habituelle, il a eu une première hématurie en 1884. Puis après un intervalle de repos complet qui dure trois ans, les hématuries reparaissent, toujours sans cause, sans douleur, sans aucun symptôme de cystite.

Depuis dix mois elles se sont montrées cinq à six fois et assez abondantes pour l'affaiblir beaucoup. Il arrive à l'hôpital, en juillet, dans un état grave : il urine continuellement du sang depuis deux jours. Hier soir il a été pris de rétention, on l'a sondé en ville et on a extrait près d'un litre d'urine sanguinolente mêlée de caillots. C'est à peine s'il a été soulagé, ce matin il souffre beaucoup de besoins d'uriner incessants qu'il ne peut satisfaire. C'est à peine s'il rend quelques gouttes de sang presque pur ; ses vêtements et ses jambes en sont tout tachés ; la vessie est distendue, remonte presque à l'ombilic, évidemment remplie de sang et de caillots. Il est pâle et faible. A l'aide de la grosse sonde évacuatrice de la lithotritie, en s'aidant d'aspiration et d'injections à la seringue, M. Guyon arrive à évacuer très difficilement une grande quantité de caillots. — Le soulagement est immédiat et l'hémorrhagie ne se reproduit pas les jours suivants. L'urine entraîne d'abord pendant deux jours une petite quantité de caillots puis redevient absolument claire : le malade se rétablit rapidement.

Malgré des examens réitérés par le toucher rectal et le palper abdominal, M. Guyon ne put recueillir aucun signe sensible de tumeur vésicale : une fois seulement, il eut la sensation d'un peu d'épaississement de la partie gauche de la vessie. Le malade, bien qu'en bon état, prévenu du retour probable de l'hémorrhagie, et d'ailleurs fort anémié accepte l'intervention.

La taille est faite le 5 août : elle est précédée, sous le chloroforme, d'une exploration intra-vésicale qui révèle un épaississement notable de la lèvre gauche du col.

L'opération fut assez pénible ; le néoplasme composé de plusieurs petites végétations papillaires, peu volumineux et situé très près du col est difficile à mettre à découvert et à attaquer par les procédés ordinaires : A peine pédiculées, presque sessiles, les végétations sont péniblement enlevées avec la pince curette : leur point d'implantation est touché au thermo-cautère.

Les suites opératoires sont très simples : Il y a une légère réaction fébrile : jusqu'au 14, la température oscille entre 38,8 et 37,4, puis reste ensuite à la normale. Les fils suspenseurs sont coupés le deuxième jour, les fils d'argent de la suture profonde enlevés le 5me. Les tubes un peu étroits qui ont mal fonctionné sont enlevés le 18 août. A ce jour l'écoulement se partage entre la plaie hypogastrique et la sonde à demeure, les urines sont claires et l'état général bon. — Le 22 août, la plaie hypogastrique est fermée, le lendemain de l'ablation des tubes.

— Arrivons maintenant à la description du manuel opératoire suivi dans ces cinq cas et dont nous avons noté tous les détails.

Le malade, si possible, a pris un bain savonneux : le rectum a été débarrassé par deux lavements, un la veille au soir, l'autre le matin même; s'il y a lieu, on a fait prendre un purgatif. La région est rasée, savonnée, lavée à la solution phéniquée forte.

La vessie enfin, dans tous les cas où on peut le faire sans inconvénient, est vidée, et lavée au moment même de l'opération à grand courant de solution borique ; il faut alors établir la distension rectale et vésicale.

La distension rectale est toujours simple à faire : le ballon rectal, choisi de préférence volumineux, solide, bien vidé d'air, est enduit de vaseline puis roulé sur lui-même de façon à former un corps fusiforme assez résis· tant. Tenu de la main droite, il est introduit plus ou moins facilement dans l'ampoule rectale, guidé sur l'index gauche. Dès qu'il a pénétré complètement, le doigt va s'assurer qu'il n'est point replié sur lui-même. Il faut que la pénétration soit bien complète et qu'on n'aperçoive plus à l'anus l'extrémité du ballon : sans cette précaution, il a tendance à ressortir pendant la distension, surtout si le malade, incomplètement endormi, fait des efforts.

La quantité d'eau à injecter dans le ballon rectal varie un peu suivant les cas : Nous relevons dans nos observations, les chiffres de 350, 400, 350, 450, 450 grammes. En poussant le liquide très lentement pour laisser le ballon se déplisser entièrement et le rectum s'habituer à la distension, on peut aisément atteindre ces chiffres.

Dans les cas où on prévoit une petite vessie, difficile où dangereuse à distendre, on doit augmenter d'autant la distension rectale : c'est dans ces cas que nous l'avons vu pousser à 400 et 450.

La distension vésicale varie dans de bien plus grandes limites, et demande d'autres précautions ; c'est un point délicat. Dans les vessies relativement saines, sans cystite, chez les sujets âgés, calculeux ou néoplasiques, on peut sans danger injecter 300 grammes de liquide environ : tel fut le chiffre atteint chez les sujets de nos observations 1, 3. et 5. On devra être bien plus réservé vis-à-vis des vessies petites, très contractiles des sujets jeunes atteints de cystite intense, sous peine de s'exposer à la rupture : Chez nos malades 2 et 4 qui étaient dans ces conditions, la vessie ne reçut que 150 et 200 grammes de liquide ; on devrait, s'il y avait trop de résistance, se contenter de moins encore.

Rien de spécial d'ailleurs dans la pratique de cette distension : La solution borique tiède est poussée doucement, successivement, avec des intervalles de repos, à l'aide de la seringue, par une sonde métallique à robinet. Quand la distension est suffisante ce que le chirurgien reconnaît à la fois à la résistance éprouvée par le piston de la seringue et à la palpation de l'hypogastre, le robinet est fermé, la verge liée sur la sonde à l'aide d'un tube de caoutchouc modérément serré, fixé par une pince à forcipressure, et la sonde confiée à un aide. Rappelons que la chose essentielle dans ce temps de l'opération est d'avoir le plus grand souci de bien étudier la pression intra-vésicale. La résistance offerte par le piston vous la fournit très exactement et si l'on se place dans les conditions requises et plusieurs fois indiquées dans leur détail par M. Guyon, on peut éviter toute surprise. Aussi est-ce le chirurgien qui doit pousser le piston ; jamais ce soin ne doit être confié à un aide.

Pendant toute cette manœuvre, le chirurgien n'a cessé de palper l'hypogastre : il sent la vessie se distendre et la voit se dessiner plus ou moins nettement suivant le cas. En moyenne, elle arrive à la fin d'une bonne distension, jusqu'à mi-distance entre l'ombilic et le pubis : elle peut monter plus haut où rester un peu plus bas : on peut donc encore opérer avec une faible distension. Il est bon de remarquer d'ailleurs que le globe vésical distendu n'est pas toujours

médian. Deux fois nous avons vu la vessie versée notable-
ment vers la droite (comme l'utérus gravide) et d'une façon
assez prononcée pour qu'il fut nécessaire de la faire repous-
ser et contenir vers la ligne médiane par la main d'un aide
pendant toute la première partie de l'opération.

La distension étant jugée suffisante, et cela, nous le re-
pétons est une question délicate de tact chirurgical, la
vessie bien vérifiée dans sa situation et sa tension, l'incision est faite au lieu ordinaire. La peau et le tissu cellulaire
sont divisés sur la ligne médiane dans la moitié inférieure
de l'espace pubio-ombilical. Les petits vaisseaux ordinai-
rement veineux qu'on rencontre dans les couches superfi-
cielles, sont pris et liés. Ils ont donné des hémorrhagies
secondaires assez inquiétantes dans une observation de
M. Guyon, où on avait négligé leur ligature. L'aponévrose,
bien mise à nu est incisée, puis sans chercher d'interstice,
on attaque le muscle : on incise ainsi généralement la
partie inférieure du muscle droit antérieur du côte droit, et
souvent dans l'angle inférieur de la plaie on aperçoit le
pyramidal : il est facile alors de passer entre son bord et
l'extrêmité inférieure du droit.

Dès que le plan musculaire est traversé, et que les
petites branches artérielles de l'épigastrique qu'il contient
sont liées, s'il est nécessaire, on tombe sur le plan celluleux, *fascia transversalis*, qui forme la paroi postérieure
de la gaine des droits à ce niveau, et qui voile le tissu
adipeux pré-vésical dont on aperçoit déjà par transpa-
rence la coloration jaunâtre. Ce fascia est saisi et soulevé
avec la pince à disséquer, incisé au bistouri, et aussitôt
un peloton de graisse molle fait hernie. Le chirurgien
introduit l'extrêmité de l'index dans cette petite boutonnière, en accroche la lèvre supérieure, et d'un seul
coup du doigt recourbé en crochet, dirigé de bas en haut
il achève la déchirure du fascia. Du même coup, le tissu
adipeux est écarté et remonté en haut ; le cul-de-sac péritonéal le serait de même si par hasard il n'avait pas subi

l'ascension ordinaire ; mais jamais nous ne l'avons aperçu à ce moment. Cette petite manœuvre étudiée et exposée par Duchastelet, *Annales des maladies des org. gén.-uri.* 1884 et adoptée par le professeur Guyon, met largement la vessie à découvert, sans danger pour le péritoine.

Elle apparaît alors, au fond de la plaie exsangue, plus ou moins profonde, dont les lèvres sont maintenues éloignées par deux écarteurs, avec la plus grande netteté. On voit un globe blanchâtre, lisse et tendu : à sa surface, on voit généralement ramper, vers la partie inférieure, deux ou trois gros troncs veineux gorgés de sang noirâtre. Elle se présente là, suivant l'expression pittoresque de notre maître, comme la tête du fœtus qui s'avance à la vulve en écartant les grandes lèvres, tant elle vient s'offrir complaisamment quand elle est bien distendue, à l'œil et à la main de l'opérateur. — C'est surtout à la partie supérieure de la plaie qu'elle est ainsi évidente : en bas, on la voit plonger derrièrele pubis ; il y a là une fossette qui se remplit à plusieurs reprises de sang veineux. Avant d'inciser la vessie, M. Guyon fait remplir toute la plaie en entonnoir, de solution phéniquée forte, la laisse baigner un instant, puis le liquide est enlevé d'un coup d'éponge.

L'index gauche vérifie encore une fois la tension vésicale, puis le bistouri est plongé dans la vessie. Le liquide comprimé s'échappe en jet en inondant la plaie, jaillissant souvent à une certaine hauteur, si le malade incomplètement endormi fait des efforts et tend l'abdomen. L'incision vésicale est du premier coup conduite de haut en bas dans l'étendue suffisante.

Aussitôt, sans s'inquiéter du sang qui, à ce moment, s'écoule assez abondamment de la plaie vésicale, se mêle au liquide et remplit la plaie, l'opérateur se met en devoir de placer les fils suspenseurs de la vessie. Nous insistons particulièrement sur ce point de la pratique de M. le professeur Guyon. Ces fils bien placés et bien tendus donnent une sécurité absolue et une grande aisance pour toutes les manœuvres intra-vésicales, qu'il s'agisse de l'extraction d'un calcul friable, nécessitant plusieurs introductions des tenettes, ou qu'on ait à pratiquer une opération, extirpation de tumeur, ou un pansement intra-vésical.

Or ces manœuvres intra-vésicales nous semblent destinées, dans un avenir prochain, à beaucoup étendre les indications et l'utilité de la taille hypogastrique.

Voici comment procède notre maître : Le catheter a été, bien entendu, supprimé, enlevé par un aide, dès l'ouverture de la vessie. Une aiguille courbe, de moyenne grosseur, mais solide, est montée sur un porte-aiguille et garnie d'un long fil de soie ciré, double et fort.

Plongeant l'index de la main gauche dans la plaie, sans chercher à voir, M. Guyon traverse le bord gauche de la section vésicale, de dehors en dedans, ramène l'aiguille par la plaie, attire le fil, et confie à un aide l'anse ainsi formée : La même manœuvre est répétée pour la lèvre droite de la plaie vésicale. On a ainsi deux anses de fil, passées dans les lèvres de la plaie vésicale, à l'aide desquelles, deux aides, par une légère traction en haut et en dehors, font bailler l'ouverture, et maintiennent ainsi, pendant toute l'opération, un chemin toujours frayé et parfaitement sûr aux doigts et aux instruments à introduire dans la vessie.

On éponge alors le sang qui remplit la plaie. Il a coulé assez abondamment à la section des veines prévésicales : il s'arrête, le plus souvent, comme l'a depuis longtemps remarqué M. Guyon (mémoire de 1883, obs. II.), spontanément après l'ouverture de la vessie. Au lieu de chercher à saisir les veines prévésicales, sectionnées, ouvrez hardiment la vessie : La chute brusque de tension du viscère qui se vide de son contenu, est le meilleur hémostatique. Pourtant, il n'est pas rare, après l'ouverture vésicale, de voir le sang remplir de nouveau le champ opératoire. Sa source est alors dans la paroi vésicale sectionnée elle-même: Dans nos observations 1, 3 et 5, on put facilement, à ce moment, en tendant un peu les fils fixateurs, auxiliaires précieux ici encore, voir une petite hémorrhagie en jet sur une des lèvres de section: Une pince à pression fut facilement placée, puis un fil de catgut. Une fois seulement le jet nous parut artériel. Dans les autres cas, c'était presque assurément du sang veineux, s'écoulant par jet intermittent aux efforts du malade.

A partir de ce moment, on est maître de la vessie : on peut l'explorer tout à son aise, et agir dans son intérieur : Le cul-de-sac péritonéal reste refoulé en haut et n'est plus à craindre.

Nous laissons de côté tout ce qui a trait à l'extraction des calculs : Simple ou précédée de fragmentation, elle est toujours facile par ce procédé. Nous ne voulons point parler du traitement topique qu'on peut alors appliquer sur la muqueuse vésicale dans certaines cystites rebelles ; la question est encore à l'étude. .

Voyons seulement comment on peut explorer complètement la cavité vésicale, soit pour y découvrir des lésions seulement prévues, soit pour y agir sur une lésion diagnostiquée par avance, un néoplasme par exemple.

Il faut tout d'abord dégonfler partiellement ou mieux enlever tout à fait le ballon rectal. Il soulève beaucoup le bas-fond, mais ne met sous les yeux que cette partie limitée des parois vésicales, et voile tout le reste : il peut d'ailleurs singulièrement rétrécir le champ opératoire par son relief. L'exploration vésicale nous a toujours paru bien plus facile et bien plus complète après son ablation.

La seule traction en haut et en dehors des fils suspenseurs, donne déjà un large accès à l'œil et au doigt dans la cavité vésicale. Le doigt promené tout à l'aise explore facilement les parois latérales, la paroi postérieure et tout le bas-fond. Plus difficile est généralement l'accès du col et de ses environs ; en changeant de position et de main, le chirurgien y arrive toujours cependant plus ou moins

aisément. Cette exploration digitale, quoique précieuse,
n'est pas suffisante dans tous les cas. Souvent, elle est
entravée par la contraction vésicale : d'autrefois, c'est la
nature même de la lésion qui la rend insuffisante ; un petit
papillome villeux très mou situé dans le segment antérieur
de la vessie, peut être difficilement sensible au doigt. Il
faut alors appeler la lumière et la vue à son aide : c'est là
le point particulièrement intéressant de la pratique actuelle de notre maître.

Pour maintenir béante l'ouverture vésicale et l'éclairer
en même temps, on commence par introduire dans l'angle
supérieur de la plaie, le spéculum imaginé par M. Bazy
depuis sa première opération de néoplasme vésical. Grâce
au fil suspenseur, rien n'est plus simple que cette introduction. Il est nécessaire d'ailleurs d'avoir à sa disposition
tout un jeu de ces instruments, tant sont grandes les variétés individuelles de capacité et d'élasticité vésicale, et
l'on pourrait très utilement se servir de ceux qui sont destinés à l'opération des fistules vésico-vaginales. Quoiqu'il
en soit, un spéculum de cette sorte, suffisamment volumineux et bien placé, donne déjà une large vue de l'intérieur
de la vessie. Si le temps est clair, si surtout la lumière
arrive d'en face, de manière à être réfléchie par la face
antérieure du spéculum, on voit dans la vessie. On reconnaît ses parois latérales, son bas-fond, les embouchures
des uretères même ; rien n'est plus aisé en abstergeant à
l'aide de petites éponges montées la faible quantité de
sang qui s'écoule encore et s'amasse vers le col en se mê-
lant à l'urine. Au bout de quelques instants, quand aucune
source artérielle ou veineuse n'a échappé à la ligature, la
plaie et la vessie sont absolument exsangues et nettes.

Tel est le procédé le plus simple et souvent suffisant
d'exploration et d'éclairage vésical : il permet l'extirpation totale, méthodique, chirurgicale en un mot, d'un néoplasme un peu volumineux implanté sur la zône moyenne
ou postérieure de la vessie. Dans notre observation II, il

a été seul employé avec un petit artifice d'éclairage bien simple, mais qui peut être utilisé en l'absence d'une bonne disposition du lit et de tout appareil spécial. A l'aide d'un petit miroir, convenablement placé et dirigé, nous avons pu réfléchir dans la vessie la clarté blanche de la fenêtre et voir très à l'aise. Si on avait pu à ce moment disposer d'un rayon de soleil, ce procédé ne l'eut cédé en clarté et en simplicité à aucun autre.

Les manœuvres d'exposition et d'éclairage de la vessie ne sont pas toujours aussi simples. Pour bien voir le col et ses environs, l'introduction d'un ou plusieurs écarteurs, peut être nécessaire. On les place à droite et à gauche pour élargir l'ouverture et soulever la vessie. Le spéculum nous a semblé difficile à installer et à utiliser dans l'angle inférieur de la plaie ; la vessie plonge, le pubis fait obstacle ; on introduit difficilement cet instrument et seulement par son extrémité, il n'agit qu'à grand'peine ; c'est dans un cas semblable qu'un écarteur ordinaire (modèle Farabœuf) bien moins volumineux, a pu être placé profondément derrière le pubis et en écartant les parois, rendre accessible un très petit papillome, que le doigt avait senti près du col, et qu'on ne pouvait voir avec les gros spéculum.

Il est un obstacle qui s'oppose quelquefois au complet déplissement de la vessie, c'est sa contraction. Pour peu que l'anesthésie ne soit pas complète, et cela arrive souvent à la fin d'une opération qui se prolonge en raison des difficultés, on voit la vessie, sous l'influence des instruments et des manœuvres opératoires, entrer en contraction. A chaque effort, le bas-fond se soulève, bombe en forme de dôme, en même temps que les autres parois sont attirées vers le centre. Les parois latérales et le bas-fond s'adossent ainsi sur une certaine étendue, et le champ vésical se trouve considérablement rétréci : du côté du col surtout, l'application des parois est exacte et empêche l'accès du doigt et des yeux.

Pour lutter contre cet inconvénient, il suffit de patienter.

en insistant sur le chloroforme ; on peut aussi déprimer
directement le bas-fond ou l'une des parois, à l'aide de petites éponges montées ; en somme on arrive toujours en
variant ces petits artifices opératoires, suivant les cas,
suivant le siège de la lésion, suivant le mode d'action qu'on
a choisi, à déplisser, et à éclairer suffisamment le champ
vésical où on a affaire. On y arrivera surtout, en multi-
pliant les variétés de valves-spéculum en diminuant leur
volume et en les faisant porter par des tiges fines qui n'oblitèrent pas le champ opératoire, en leur donnant une forme
coudée qui permette de mieux déprimer le bas-fond où les
parois. Il y a là, une série de perfectionnements matériels à
réaliser dans l'appareil instrumental : M. Aubry, fabricant
d'intruments de chirurgie, qui a déjà enrichi l'attirail chirurgical pour les opérations sur les tumeurs vésicales s'en
occupe en ce moment. Le but à atteindre est d'ailleurs bien
défini, soulever, écarter, déprimer, éclairer. On soulève
et l'on écarte les lèvres de l'incision avec les fils, le specu-
lum où les écarteurs, on déprime avec de petites éponges
montées ou tout autre instrument, on s'éclaire par la lumière directe, réfléchie ou artificielle.

Nous avons quelques mots à dire de la lampe électrique
de M. Aubry ; cette lampe après des modifications successives, nous parait, après l'emploi que nous avons vu faire dans
la cinquième opération, le dernier mot de l'art d'éclairer la
vessie. L'appareil éclairant est contenu dans une petite
boîte arrondie tapissée à l'intérieur d'une couche de pein-
ture de blanc de céruse servant de réflecteur, vitrée sur une
de ses faces, munie sur l'autre d'une poignée qui permet
au chirurgien lui-même de la prendre et de la manœuvrer.
En la présentant au dessus de la plaie, en variant sa ponc-
tion, son inclinaison on arrive à envoyer sur un point quel-
conque de la vessie et même sur l'ensemble, un faisceau
lumineux qui l'éclaire parfaitement dans tous ses détails.

Les avantages de ce manuel opératoire et de cet attirail instrumental nous paraissent incontestables.

— Je ne parle point du profit qu'on peut en tirer au point
de vue scientifique pur : Il y a là tout un champ nouveau
ouvert à l'étude des lésions vésicales : on les voit avec leur
aspect vivant, alors qu'on n'aurait que bien rarement l'oc-
casion de les étudier à l'amphithéâtre. On peut faire sur le
vivant une véritable anatomie pathologique. Il est vrai que
le chirurgien qui opère, ne doit pas perdre de vue le but
capital qu'il poursuit : la terminaison la plus rapide et la
plus sûre par conséquent de l'acte opératoire, dans l'inté-
rêt du malade : mais les lésions vésicales qu'on pourra
ainsi observer, et saisir pour ainsi dire pendant l'opération,
seront de connaissance profitable : elles conduiront sans
doute à de nouveaux résultats thérapeutiques.

Ce que nous avons vu pendant les deux opérations de
cystite douloureuse que nous rappelons brièvement, nous
permet d'espérer beaucoup dans ce sens.

Quant à l'intervention dans les cas de tumeurs vésicales,
ce manuel opératoire la change de fond en comble. A une
opération aveugle et hasardeuse, souvent brutale et dangereuse, le mode opératoire qu'emploie notre maître subs-
titue une intervention éclairée, sûre, douce et inoffensive,
vraiment chirurgicale en un mot. — La comparaison n'est
guère possible : d'une part, c'est l'arrachement, le grattage
avec les pinces ou le doigt, pratiqué à travers un étroit
orifice, boutonnière périnéale ou incision hypogastrique
sans spéculum, incapable de recevoir à la fois le doigt qui
touche et l'instrument qui agit ; d'autre part, c'est l'exérèse
méthodique d'une tumeur bien reconnue dans son volume
et ses connexions : à l'aide des diverses curettes coupantes,
des pinces curettes surtout, ingénieusement construites
par M. Aubry, on peut sous les yeux sectionner, abraser le
néoplasme vésical ; tout autre moyen d'exérèse peut d'ailleurs être utilisé. L'opération est toujours, bien entendu,
plus ou moins difficile suivant le siège et le volume de la
lésion, plus ou moins complète suivant qu'il s'agit d'une
tumeur bénigne unique bien pédiculée, d'une tumeur ses-

sile, de néoplasme malin infiltré, mais toujours avec ce procédé, on pourra terminer l'opération dans les meilleures conditions possibles, avec la certitude de n'avoir, en aucune façon, lésé les parties voisines de la vessie, sans accident en un mot.

Enfin, comme le fait maintenant habituellement le Professeur Guyon, on peut compléter l'extirpation en portant au point d'implantation le thermo-cautère, ou seulement en pratiquant avec la poudre d'iodoforme un véritable pansement intra-vésical : c'est ainsi qu'il a été fait dans les deux cas de néoplasme que nous rapportons.

— Il nous reste à exposer brièvement le mode de pansement et le traitement consécutif. C'est ici que les petits détails ont une importance capitale. L'observation minutieuse de tous les points est certainement pour une bonne part dans les résultats si constamment bons et simples que nous avons vu obtenir.

L'opération intra-vésicale est terminée, les instruments enlevés ; c'est alors qu'il arrive fréquemment de voir le cul-de-sac péritonéal doublé de la graisse jaune que le doigt a refoulé avec lui en haut, au premier temps de l'opération, se montrer à l'angle supérieur de la plaie et y descendre dans les efforts. La cavité vésicale est lavée largement à la solution borique. La conduite à tenir vis-à-vis des fils suspenseurs de la vessie toujours en place varie suivant les cas.

Depuis quelque temps, et c'est ainsi que nous l'avons vu agir dans les deux dernières opérations, M. Guyon armant le fil d'une aiguille courbe le passe à travers la lèvre cutanée, et fixe ainsi de chaque côté la vessie aux téguments. Sans chercher bien entendu aucun adossement, se contentant par une anse de fil lâche de soulever et de maintenir plus près de la peau, la plaie vésicale. Cette pratique qui est certainement une heureuse précaution pour prévenir l'infiltration d'urine, est surtout applicable aux cas où on se propose, non pas la cicatrisation rapide de la vessie, mais au contraire le maintien plus ou moins prolongé d'une fistule hypogastrique, dans le but par exemple de supprimer la fonction vésicale.

Quand à la suture vésicale, nous n'en parlons point. Difficile à faire, le plus souvent incomplète et infidèle, et plus nuisible alors que si on ne l'avait pas entreprise, elle ne peut même pas revendiquer l'avantage d'une oblitération plus rapide de la plaie vésicale. On n'en comprend pas l'utilité quand on voit le bon fonctionnement des tubes-syphons, et avec quelle rapidité la plaie vésicale se ferme après leur ablation : 24 heures, trois jours au plus après leur suppression et l'établissement de la sonde à demeure, la plaie vésicale est fermée et plus une goutte d'urine ne passe par l'hypogastre.

Quoi qu'on fasse des fils suspenseurs, il est temps maintenant de placer les tubes-syphons, destinés à épuiser la vessie à mesure que l'urine y arrive. Ces tubes-syphons employés pour la première fois par M. Perier, le 7 mars 1882, adoptés dès le 10 par M. le Professeur Guyon, sont certainement un perfectionnement capital apporté à la taille suspubienne. Ils assurent l'écoulement de l'urine, préviennent l'infiltration, et permettent le pansement antiseptique.

Deux tubes en caoutchouc rouge, de gros calibre, à parois résistantes, à lumière large cependant, semblables à ceux qu'on emploie communément après l'opération de l'empyème sont portés, adossés l'un à l'autre jusque dans la partie la plus déclive de la cavité vésicale : ils doivent y appuyer par leur extrémité ou mieux être à son contact immédiat. Pour assurer leur maintien dans cette position, M. Guyon les fixe à la peau avec un fil d'argent fin qui les traverse. Il est nécessaire de comprendre une assez grande largeur de téguments dans l'anse de fil : la section des parties molles par le fil est ainsi évitée, et c'est un accident qu'il faut aussi songer à prévenir quand on pense laisser les tubes longtemps en place. Cette fixation des tubes à la peau, pratiquée par M. Guyon depuis sa septième opération en juillet 1882 est de toute nécessité. On ne peut guère arriver autrement à une fixité absolue et partant à un fonctionnement régulier des tubes. Quand pour une raison ou pour une autre on veut remplacer par de nouveaux les premiers tubes fixés à la peau, on n'obtient jamais un aussi bon fonctionnement. Ces tubes replacés et fixés seulement au pansement sortent fréquemment de la vessie et ne remplissent plus leur fonction de syphons.

L'opération est terminée. Après lavage très soigneux de la plaie superficielle à la solution phéniquée forte, saupoudrage de cette plaie d'une couche légère d'iodoforme appliquée avec un soin particulier dans l'angle supérieur, à la face externe du cul-de-sac péritonéal, on diminue la plaie abdominale à son extrémité supérieure par quelques points de suture. Deux, trois ou même quatre points de suture profonde au fil d'argent, comprenant peau, aponévrose, muscle et plan celluleux profond, suffisent pour oblitérer la plus grande partie de la plaie, au-dessus des tubes. Ceux-ci, longs de 30 à 40 centimètres, sortent par son angle inférieur laissé libre, et vont en se recourbant au-dessus du pubis pendre entre les jambes du malade et plonger dans l'urinal.

Pour éviter toute striction des tubes, il est nécessaire de laisser sans suture une suffisante étendue de la peau à sa partie inférieure : enfin quelques points de suture superficiels, intercalés aux points profonds, assurent la réunion des téguments.

— On s'assure alors du bon fonctionnement des tubes : Une légère compression est établie momentanément avec une ou deux éponges sur la partie inférieure de la plaie autour des tubes. On pousse doucement par un des tubes une petite quantité de solution borique tiède : Elle lave la vessie, entraîne quelques petits caillots, et ressort par l'autre tube bientôt claire : La même manœuvre est répétée en sens inverse par l'autre tube : la vessie est évacuée, et l'écoulement goutte à goutte s'établit.

Bientôt on voit une urine claire où à peine rosée, sourdre à gouttes régulières, des deux tubes ou de l'un d'eux. Le

pansement est alors solidement établi : Gaze iodoformée
sur toute la plaie, en ayant soin quelle ne plonge pas dans
la vessie, mais en entourant avec le plus grand soin les tubes, en protégeant d'autant plus cette partie de la plaie,
que le pansement la recouvre toujours imparfaitement
pour peu qu'il se déplace ; gaze phéniquée chiffonnée, cou-
verture de Lister perforée pour le passage des tubes, ouate,
bandage de corps large avec sous-cuisses : et souvent une
bande de gaze humide disposée en double spica pour assu-
jettir le tout : Le principe à observer est le suivant : établir une compression douce et régulière sur les parties su-
périeures et latérales de l'hypogastre, qui ne porte en aucune manière sur les tubes syphons. Pour éviter l'érythème,
le scrotum et le périnée ont été largement enduits de vaseline boriquée. Ainsi, pansement antiseptique rigoureux et
compression sur le ventre et la partie supérieure de la
plaie, tels sont les règles principales du pansement.

Les soins consécutifs sont d'une extrême simplicité : tout
réside dans le bon fonctionnement du syphon : il est généralement parfait quand il a été bien établi et bien vérifié
après l'application du pansement. Dans les cas de taille
simple, pour calcul par exemple, où on n'a pratiqué ni cau-
térisation, ni pansement intra-vésical, on peut voir fonctionner régulièrement les tubes jusqu'au jour de leur ablation, sans qu'il soit jamais utile de pratiquer aucune injection intra-vésicale. (C'est ainsi que les choses se sont passées dans notre première observation.)

Si dans les premières 24 heures, on voit le fonctionnement s'arrêter ou se ralentir, quelques gouttes de solution
borique, doucement poussées alternativement par l'un et
l'autre tube, suffisent pour entraîner un petit caillot et ré-
tablir le fonctionnement: M. Guyon recommande aujour-
d'hui de s'abstenir autant que possible de ces lavages: et
de fait, ils sont, le plus souvent, inutiles. On évite ainsi
de mouiller le pansement qui peut rester appliqué plusieurs jours de suite, sans être le moins du monde souillé.

Ils nous ont été plusieurs fois nécessaires cependant, vers les 6e ou 8e jour dans les cas ou des cautérisations intra-vésicales, ou un pansement à l'iodoforme avaient été pratiqués. Dans ces cas, il est toujours bon de faire ces lavages avant le renouvellement du pansement, et d'exercer, pendant qu'on les pratique, une légère compression autour des tubes, avec la main et les éponges. Le courant borique entraîne quelques mucosités, des filaments escharotiques grisâtres, des grains d'iodoforme et le bon fonctionnement se rétablit. C'est, en effet, au moment où on renouvelle le pansement que les lavages sont vraiment utiles. Ils le sont aussi, nous l'avons dit, si les tubes fonctionnent mal. Ils le seraient absolument si l'urine était trouble et odorante, mais rien de plus rare. Quant au renouvellement du pansement, rien de fixe à ce sujet: dans les cas où il a suspendu la vessie, M. Guyon l'enlève le deuxième jour, pour couper et extraire les fils de soie suspenseurs ; le quatrième ou le cinquième jour, il est bon de le renouveller encore pour couper et enlever les fils d'argent de la suture profonde. A part ces deux pansements nécessaires, le pansement n'est pas changé que s'il est mouillé d'urine ; cet accident se produit infailliblement chaque fois qu'un tube s'oblitère et cesse de bien fonctionner. Le pansement traversé d'urine, n'étant plus ni occlusif, ni antiseptique, est aussitôt renouvelé : Ce petit accident est fort rare dans les cas simples. Il le devient de plus en plus, à mesure qu'on s'éloigne de l'opération. A partir du 6e jour, nous notons dans nos observations que les pansements sont restés secs, sans être touchés, pendant 3 ou 4 jours en moyenne : ils n'étaient changés que parce qu'ils n'adhèraient plus complètement ; le premier pansement du calculeux ne fut changé que le quatrième jour.

Pour l'ablation des tubes syphons, l'époque varie avec le but que l'on se propose : Dans les cas simples, taille pour calcul ou néoplasme, on peut les enlever à partir du 6e jour : Nous notons dans nos observations I, III et V, le 6e , le 9e , le 12e jour pour l'ablation des tubes : — Dans les autres cas, où la persistance plus longue d'une ouverture hypogastrique supprimant le fonctionnement vésical, est au contraire le but de l'opération, l'ablation sera plus tardive : Dans l'observation II, les tubes furent supprimés le 17e jour : dans l'observation IV, le 24e jour.— On ne pourrait, d'aillurs, dépasser ces limites extrêmes sans changer les tubes : A partir du 15e jour en moyenne, l'incrustation phosphatique commence à les obstruer et à gêner leur fonctionnement.

— A l'ablation des tubes, on place la sonde à demeure, et rien n'est plus remarquable que la rapidité avec laquelle se ferme alors la plaie hypogastrique ; vingt-quatre heures, quarante-huit heures après l'ablation des tubes, nous avons vu dans nos cinq cas la plaie vésicale fermée ; plus une goutte d'urine ne s'écoulait par l'hypogastre, tout avait pris le chemin de l'urèthre. La plaie n'est plus qu'une sorte d'entonnoir bourgeonnant qui se comble avec rapidité et se réduit bientôt à une petite plaie superficielle. Cette sonde à demeure est maintenue plus ou moins longtemps suivant les indications, suivant la tolérance du malade. Nous notons l'ablation le dix-huitième et le quatorzième jour après l'opération dans les observations I et III, un mois dans l'observation II, le vingt-cinquième jour dans l'observation V. Le dernier malade fut débarrassé plus tardivement pour des raisons spéciales.

Après l'ablation de la sonde, surtout si elle est précoce comme dans notre première observation, le malade est sondé, ou se sonde lui-même à intervalles réguliers et rapprochés pendant quinze jours ou trois semaines: on évite aussi la distension de la cicatrice par une trop grande accumulation d'urine, et sa traction par les contractions vésicales du début ou de la fin d'une miction normale.

Quant aux fistules hypogastriques persistantes, aucun de nos malades n'en a présenté : nous avons remarqué combien avait été précoce et parfaite chez eux, l'oblitération de la plaie hypogastrique après l'ablation des tubes.

Nous n'avons point parlé de la combinaison autrefois employée des tubes syphons et de la sonde à demeure pour évacuer la vessie. Nous l'avons essayée momentanément ; toujours alors nous avons vu l'urine s'engager de préférence dans les tubes, et l'écoulement par la sonde être réduit à presque rien ; il est donc à peu près inutile de combiner ces deux moyens d'évacuation.

Des accidents consécutifs, nous n'avons pas à en parler dans la relation de ces cinq cas. Chez deux de ces malades, la température est montée à 38 et 38,4 pendant les deux premiers jours : ce sont les seuls accidents fébriles si on peut s'exprimer ainsi. Chez les trois autres elle est restée presque invariablement à 37 jusqu'à la guérison complète. Tous ont commencé à manger dès le lendemain de l'opération. Localement, nous avons noté deux fois un peu de rougeur et de gonflement au quatrième jour sur le trajet des fils de suture profonde : l'ablation de ces fils a fait tomber immédiatement ces petits accidents phlegmoneux.

Quand à ce moment la cicatrice ne paraît pas assez solide, et cela est presque la règle, on la soutient par deux petites plaques de gaze armées d'agrafes, fixées de chaque côté de la plaie avec du collodion, et rapprochées par un fil élastique.

Tel est le résumé de ces cinq cas avec la description, aussi exacte et minutieuse que nous avons pu la faire, de la méthode opératoire et du traitement consécutif. La taille hypogastrique, méthodiquement pratiquée, est une opération simple, bénigne dans ses suites, autant qu'admirable dans ses résultats ; nous voudrions contribuer à le démontrer. Les résultats étant dans cette opération comme dans toute autre, en relation directe avec les soins minutieux dans l'exécution, le perfectionnement de la technique opératoire, la bonne direction des pansements, nous avons cru ne pas devoir reculer devant l'exposition de tous les détails, afin de montrer ce qui a été ajouté récemment à ce qui déjà avait été conseillé et pratiqué.

(*Extrait des Annales des maladies des Organes Génito-Urinaires, n° de Novembre* 1885).

Paris, typ. de M. Décembre, 326, rue de Vaugirard

9 782014 051377